MATTHIAS BRANDT



# GEWOHNHEITEN ÄNDERN

Wie Sie mit neuesten Methoden aus der Psychologie Ihr Mindset auf maximalen Erfolg programmieren und innere Blockaden lösen, die Sie bisher Ihre Motivation gekostet haben

JS - Buchvertrieb
Bücher, Ebooks, Hörbücher und mehr.

**Jan Sergienko - Buchvertrieb**
Ekhofstraße 31 , D-22087 Hamburg

**Originale Erstauflage: Dezember 2019**


**Haftung für externe Links**

Das Buch enthält Links zu externen Webseiten Dritter, auf deren Inhalt der Autor keinen Einfluss hat. Deshalb kann für die Inhalte externer Inhalte keine Gewähr übernommen werden. Für die Inhalte der verlinkten Webseiten ist der jeweilige Anbieter oder Betreiber der Webseite verantwortlich. Die verlinkten Seiten wurden zum Zeitpunkt der Verlinkung auf mögliche Rechtsverstöße überprüft. Rechtswidrige Inhalte waren zum Zeitpunkt der Verlinkung nicht erkennbar. Eine permanente inhaltliche Kontrolle der verlinkten Webseiten ist jedoch ohne konkrete Anhaltspunkte einer Rechtsverletzung nicht zumutbar. Bei Bekanntwerden von Rechtsverletzungen werden derartige Links umgehend entfernt.

Coverbild: johavel / Shutterstock

Druck / Auslieferung: Amazon oder eine Tochtergesellschaft
Independently published

ISBN: 978-1674341637

# INHALT

# Vorwort

Ein jeder von uns kennt es: Wir stehen später auf als es uns lieb ist, das Geschirr bleibt auch noch bis zum nächsten Tag unberührt in der Spüle stehen oder unsere Jahresvorsätze nach Silvester werden nur während der ersten zwei Wochen eingehalten.

Einige schlechte Gewohnheiten werden uns oft erst **bewusst**, nachdem wir darauf aufmerksam gemacht wurden oder wir uns wiederholt in denselben Situationen wiederfinden. Oft fragen wir uns, ob wir im Beruf, im Alltag oder in diversen Beziehungen erfolgreicher gewesen wären, wenn wir unsere negativen Gewohnheiten abstellen könnten und stattdessen den inneren Schweinehund überwunden hätten.

Schlechte Gewohnheiten hat **jeder**, kein Mensch ist perfekt. Doch diese schlechten Gewohnheiten abzulegen ist alles andere als einfach und benötigt nicht selten viel Zeit, Disziplin und die richtige Motivation.

Sollten Sie sich oft in der Position wiederfinden, dass Sie sich die Frage stellen: „Was wäre, wenn...?“, kann Ihnen dieser Ratgeber helfen, die nötige **Energie** für Ihre gewünschten Veränderungen aufzubringen. Ihnen werden verschiedene Strategien vorgestellt, in denen Sie unter anderem lernen, den **Automatismus** in Ihrem Handeln zu erkennen und zu unterbrechen und für Ihre latenten Verhaltensmuster ein Bewusstsein zu entwickeln.

Dies dient Ihnen dazu, Ihre Sinne zu **schärfen** und somit Ihren schlechten Gewohnheiten Einhalt zu bieten. Sie werden lernen, **Assoziationen** und gesunde **Belohnungssysteme** auszuarbeiten, die Ihnen helfen werden, neue Gewohnheiten zu entwickeln und sich dadurch auf Ihren Erfolg und Ihre übergeordneten Ziele zu fokussieren.

Durch die im Buch vermittelten Herangehensweisen, werden Sie Ihre Gewohnheiten präzise und effektiv ändern können, Erfolge im beruflichen und auch im privaten Umfeld verzeichnen und sich somit nicht mehr regelmäßig fragen, „Was wäre, wenn...?“

Viel Erfolg und Spaß beim Umsetzen wünscht,

**Matthias Brandt**

# Einleitung: Und täglich grüßt das Murmeltier

Viele von Ihnen kennen wahrscheinlich den Film „Und täglich grüßt das Murmeltier“. In dem Film erlebt Bill Murray jeden Tag das Gleiche und ist in diesem Geschehen regelrecht gefangen. Unsere Gewohnheiten funktionieren auf **ganz ähnliche** Weise. Auch wir erleben unsere Gewohnheiten jeden Tag auf die **gleiche Art.** Wir haben so gut wie keine Kontrolle über unsere Gewohnheiten, da sie von unserem **Unterbewusstsein** gelenkt werden.

Natürlich sind Gewohnheiten nicht per se etwas Schlechtes. In vielen Situationen sind sie sogar von essentieller Bedeutung. Stellen Sie sich nur einmal vor, Sie müssten in Gefahrensituationen überlegen, wie Sie Ihr Auto zum Bremsen bringen. Genauso profitieren Sportler von Gewohnheiten. Sie haben bestimmte **Bewegungsabläufe** in Ihrem Unterbewusstsein gespeichert und können diese einfach abrufen, wenn sie sie brauchen. Jeder Mensch braucht gewisse Gewohnheiten in seinem Leben, um seinen Alltag bestreiten zu können und nicht im totalen Chaos zu versinken.

Wir müssen also von **schlechten** und **guten** Gewohnheiten unterscheiden. Gewohnheiten sind für viele Menschen ein fester Anker im Leben. Routinen und gewohnte Abläufe geben Ihnen Stabilität und Sicherheit. Dadurch haben Sie das Gefühl, dass Sie den Alltag und Ihr Leben im Griff haben und meistern können.

Es gibt Ihnen ein Gefühl von **Kontrolle und Macht**. Stabilität und Sicherheit sind wichtig im Leben. Dennoch sollten Gewohnheiten und das dazugehörige Sicherheitsbedürfnis nicht das komplette Leben bestimmen. Denn dadurch bewegt man sich nur in einem sehr kleinen Spielfeld, ohne das Leben drumherum wahrzunehmen. Irgendwann schaut man nicht mehr nach links und rechts und nimmt nicht mehr wahr, wie das Leben um einen herum aussieht. Dadurch entsteht eine gewisse Starre und Unflexibilität im Leben. Den Gewohnheiten stehen dabei achtsame und bewusste Handlungen sowie Spontaneität und Neugierde gegenüber. Je **weniger** man also in seinen Gewohnheiten **gefangen** ist, desto **freier** und **spontaner** lebt man.

Das kann man bei Kindern sehr schön erkennen: Sie haben bis auf wenige Dinge sehr wenige Gewohnheiten und gestalten ihren Tag komplett spontan und sehen immer wieder neue Dinge, die ihr Interesse wecken.

Kinder sind sehr neugierig und begeisterungsfähig und tun einfach nur das, was ihnen gefällt. Natürlich kann man so nicht seinen kompletten Alltag gestalten, da wir zu gewissen Teilen an Normen **gebunden** sind. Wir müssen aber wieder lernen uns nicht zu sehr von unseren Gewohnheiten einnehmen zu lassen. Wir müssen eine gesunde Balance finden, bei der wir zwar die positiven Gewohnheiten für uns nutzen, aber trotzdem über den Tellerrand **hinausschauen** und spontan und frei sind.

Wie **schwierig** es ist, Gewohnheiten einfach zu ändern, möchte ich Ihnen anhand eines kleinen Selbstexperiments zeigen: Klatschen Sie dabei ein paar Mal in Ihre Hände. Wenn Sie dies ein paar Mal wiederholen, werden Sie merken, dass Sie immer auf die gleiche Art und Weise in die Hände klatschen. Versuchen Sie nun einmal anders zu klatschen. Lassen Sie zum Beispiel einmal die andere Hand den aktiven Part übernehmen oder patschen Sie beide Hände gleichzeitig zusammen – je nachdem, wie Sie zuvor geklatscht haben. Das fühlt sich sehr ungewohnt an, oder? Wenn Sie das nächste Mal wieder klatschen, werden Sie bemerken, dass Sie automatisch Ihre Hände **wie gewohnt** bewegen. Einfach, weil Sie es schon immer so gemacht haben. Gewohnheiten sind also tief in uns verwurzelt und lassen sich nicht so einfach ändern, nur weil wir wissen, wie wir es anders machen könnten.

In diesem Buch möchte ich Ihnen zeigen, wie Sie sich von schlechten Gewohnheiten befreien und neue, gute Gewohnheiten in Ihr Leben integrieren können. Gewohnheiten zu ändern ist sehr schwierig, deshalb möchte ich Ihnen wichtige und nützliche **Tipps und Techniken** an die Hand geben, mit denen Sie Ihre schlechten Gewohnheiten ablegen können.

# Die Macht der Gewohnheiten

In diesem Kapitel lernen Sie, wie das menschliche Gehirn funktioniert, wie Gewohnheiten entstehen und welche Rolle das Unterbewusstsein dabei spielt. Sie werden sehen, dass Gewohnheiten nicht per se schlecht sind. Sie werden lernen zu erkennen, welche Gewohnheiten schlecht für Sie sind und wie Sie diese langfristig ändern können.

## So tickt Ihr Gehirn (wirklich)

Gewohnheiten sind Fluch und Segen **zugleich**. Während Sie auf der einen Seite unser Leben extrem erleichtern, bremsen Sie uns auf der anderen Seite, wenn es sich um lästige Laster handelt. Generell sind Gewohnheiten erst einmal eine gute Sache. Ohne Gewohnheiten wären wir mit unserem Leben hoffnungslos **überfordert**.

**Einfache** Ausführungen wie Zähne putzen, Schuhe zu binden oder der tägliche Gang zur Arbeit würden uns viel Energie abverlangen und wir wären wahrscheinlich schon mittags restlos erschöpft. Jede Handlung, die unser Gehirn konzentriert ausführen muss, kostet uns **Energie**.

Daher ist es **extrem wichtig**, dass banale Handlungen wie das Zähne putzen einfach automatisch und unbewusst von uns ausgeführt werden können. Das **spart** Energie, die wir für wichtige Entscheidungen und Aufgaben nutzen können. Das Gehirn arbeitet also durch die gewohnten Routinen nicht mehr aktiv mit.

Demnach sind Gewohnheiten nichts anderes als alle unbewussten Handlungen, die wir im Alltag machen. Würden wir alle Handlungen bewusst ausführen, wäre unser Körper permanent **gestresst**. Dieser Stress würde sich sehr negativ auf unseren Körper und unser Gehirn auswirken, da der Körper permanent auf Alarmstufe Rot läuft.

Der Sozialpsychologe Bas Verplanken sagt, dass Gewohnheiten **30–50%** unserer Handlungen ausmachen. Daher ist es sehr wichtig, dass unsere Gewohnheiten mit unseren **Zielen** und **Werten** übereinstimmen. Sie wollen doch schließlich nicht die Hälfte des Tages mit Handlungen verbringen, die Sie eigentlich gar nicht tun möchten, oder?

Generell kann unser Gehirn nicht zwischen guten und schlechten Gewohnheiten unterscheiden. Daher müssen wir uns selbst über unsere Gewohnheiten bewusst werden und aktiv daran arbeiten. Unser Gehirn kann nicht von selbst erkennen, dass uns etwas nicht guttut und uns nicht in unserem Leben voranbringt und dann schließlich die entsprechende Gewohnheit einfach abschalten.

Stattdessen werden wir von unserem Unterbewusstsein **geleitet**. Genauer gesagt von den **Basalganglien** unseres Gehirns. Diese Basalganglien befinden sich unterhalb der Großhirnrinde. Wenn wir neue Dinge lernen, wird automatisch die Großhirnrinde aktiviert. Diese ist zuständig für all unsere bewusst ausgeführten Handlungen.

Je öfter wir jedoch die gleiche Handlung wiederholen, desto tiefer sinkt diese Handlung in unser Gehirn, wo sie sich schließlich in den Basalganglien fest verankert. Einmal dort angekommen, ist es nicht mehr so leicht diese Gewohnheit zu ändern. Die Basalganglien sind wie ein großer **Zellkern**, der uns unbewusst durch unser Leben leitet.

Die Basalganglien sind also eine Gehirnregion, in der all unsere Gewohnheiten automatisch ablaufen, ohne dass wir darüber nachdenken müssen. Die Gewohnheiten laufen quasi auf **Autopilot**. Und das ist auch gut so. Schwierig wird es erst, wenn wir uns schlechte Gewohnheiten angewöhnt haben. Bestimmte **Auslöser** sorgen dafür, dass wir diese Gewohnheiten ständig wiederholen, ohne dass es uns wirklich bewusst ist.

**Und genau hier liegt der Knackpunkt.**

Es ist schwierig, schlechte Gewohnheiten einfach aus unserem Unterbewusstsein zu löschen. Stattdessen müssen wir die schlechten Gewohnheiten mit guten Gewohnheiten überlagern. Dadurch können wir langfristig unsere Gewohnheiten ändern. Wenn wir auf bestimmte Auslöser **reagieren**, müssen wir andere Wege finden, um unser **Verlangen** zu stillen. Denn genau was anderes sind Gewohnheiten nicht. Sie befriedigen ein Verlangen, das uns häufig gar nicht **bewusst** ist. Dieses Verlangen ist wie eine **Sucht**, die befriedigt werden muss und bei der wir auf altbekannte und bewährte Mittel zurückgreifen.

Gewohnheiten sind also nichts als **Suchtbefriedigung**. Wir sind süchtig. Das müssen wir uns bewusst machen. Süchtig nach Zigaretten, Ausschlafen, Ablenkung, Surfen im Internet, Social Media, etc. Unser Unterbewusstsein weiß ganz genau, was es tun muss, um unsere Süchte zu stillen. Es ruft ganz einfach unsere Gewohnheiten ab, die speziell auf diese Sucht **zugeschnitten** sind. Durch unsere bisherigen Reaktionen auf diese Auslöser haben wir unsere Gewohnheiten gefestigt und in unserem Unterbewusstsein gespeichert, von wo aus sie ganz einfach abgerufen werden können.

Gewohnheiten entstehen also nicht plötzlich. Man hat nicht einfach von heute auf morgen eine Gewohnheit, die man nicht mehr so schnell loswird. Gewohnheiten sind keine Krankheiten, die Sie sich irgendwo aus Versehen einfangen. Wir selbst haben uns diese Gewohnheit antrainiert. Ja, Sie haben richtig gelesen: **antrainiert**.

Indem wir uns immer wieder für die **gleiche Methode** entschieden haben, um unsere Bedürfnisse zu stillen, haben sich im Laufe der Zeit unsere Gewohnheiten entwickelt und in uns gefestigt. Je älter wir werden, desto mehr Gewohnheiten haben sich in unserem Leben etabliert. Wir leben unser Leben wie wir es jeden Tag tun.

Wir haben unsere **Rituale** und **Routinen**, die sich immer und immer wiederholen. Vieles stellen wir nicht einmal mehr in Frage, da es für uns so selbstverständlich ist wie der morgendliche Gang zur Toilette. Es gibt Gewohnheiten, die sind so tief in unserem Unterbewusstsein verankert, dass wir sie gar nicht mehr richtig wahrnehmen.

Sie kennen das vielleicht von sich selbst: Sie kommen von der Arbeit nach Hause, parken Ihr Auto, gehen in die Wohnung und plötzlich fangen Sie an zu überlegen, ob Sie das Auto überhaupt abgeschlossen haben. Sie gehen also wieder zu Ihrem Auto, da der Gedanke Sie nicht loslässt und stellen fest, dass Sie das Auto natürlich wie immer abgeschlossen haben. **Ganz automatisch.**

Ohne irgendeine bewusste **Wahrnehmung**. Deshalb können Sie die Situation in Ihrem Gehirn auch nicht richtig **rekonstruieren**, weil Sie wie in Trance gehandelt haben. Generell ist das erst einmal von Vorteil. Stellen Sie sich einmal vor, Sie müssten jeden Morgen von Neuem überlegen, wie Sie sich Ihre Zähne putzen müssen!

Stattdessen haben Sie schon als kleines Kind gelernt, wie Sie die Zahnbürste halten, welche Bewegungen Sie ausführen und wieviel Druck Sie ausüben müssen. Das ging natürlich nicht von heute auf morgen, sondern Sie haben **viel Training** benötigt bis Sie in der Lage waren Ihre Zähne richtig zu putzen, ohne darüber nachzudenken oder dass Ihre Eltern überprüfen mussten, ob Sie es richtig machen. Manche Gewohnheiten haben Ihre Eltern oder die Gesellschaft für Sie bestimmt, für andere Gewohnheiten wiederum, wie das Rauchen oder das ständige Verschlafen und zu spät kommen, sind Sie allerdings selbst verantwortlich. Sie haben sich Ihre schlechten Gewohnheiten selbst ausgesucht.

Doch die **gute Nachricht** ist, dass Sie mit diesem Wissen Ihre Gewohnheiten auch wieder ändern können. Und zwar auf dem gleichen Weg, wie Sie Ihre schlechten Gewohnheiten erst bekommen haben. Sie müssen sich dafür einfach neu programmieren und die neue Gewohnheit mit dem Bedürfnis der alten Gewohnheit verknüpfen. So können Sie langfristig Erfolge erzielen und zu einem neuen Menschen werden!

## Warum wir uns verhalten, wie wir uns verhalten

Sie haben bereits gelernt, dass wir uns unsere Gewohnheiten selbst antrainieren. Sie entstehen also nicht plötzlich, sondern sind ein **Produkt unserer sich stets wiederholenden Handlungen.** Während der Entstehung von neuen Gewohnheiten gibt es einen neuronalen kreisförmigen **Ablauf**.

Dieser **neuronale Kreis** sorgt dafür, dass sich unsere Handlungen tief in den Basalganglien festsetzen und die Gewohnheiten ihre volle Macht entfalten können. Der neuronale Ablauf ist dabei immer gleich. Am Anfang stehen immer ein oder mehrere Auslöser.

Was ist nun der Grund für unsere jetzige Handlung?

Direkt darauf folgt die **Handlung** selbst. Wir reagieren also auf unseren Auslöser. An dritter Stelle steht die **Belohnung**. Direkt nach unserer Handlung werden wir von unserem Gehirn und Körper für unser Verhalten belohnt. Dadurch wird eine emotionale Bindung zu unseren Handlungen geschaffen.

Ganz am Ende steht die **Routine**. Diese Routine entsteht durch die ständige Wiederholung der drei vorangegangenen Punkte. Das ist der typische Weg in der Entstehung einer neuen Gewohnheit. Doch sehen wir uns den Kreislauf einmal ein wenig genauer an und gehen in die Tiefe:

## 1. Auslöser

Der Kreislauf der Gewohnheit beginnt jedes Mal mit einem gewissen Auslöser. Auslöser können dabei ganz verschiedene Formen und Farben annehmen. Häufig sind Auslöser ein gewisses Gefühl, aber auch unsere Umwelt kann uns dazu bringen, gewisse Dinge zu tun. Häufige Auslöser sind negative Gefühle oder Zustände, die wir auflösen möchten. Und aufgelöst oder befriedigt werden sie durch die darauffolgende Handlung, die wir ausführen.

Nehmen wir ein einfaches Beispiel: Wenn Menschen gestresst sind, greifen viele von ihnen zur Zigarette, um den **Stress loszuwerden** und sich wieder gut zu fühlen und zu entspannen. Rauchen verhilft ihnen dabei kurzfristig zum Erfolg und sie fühlen sich danach viel besser. Sie haben also ihre Sehnsucht nach Entspannung gestillt.

Leider ist dieses Gefühl aber nur von kurzer Dauer, da es zwar den **Auslöser bekämpft, aber nicht die Ursache**. Anstatt sich zu fragen, warum sie sich so fühlen und dann den Grund dafür zu beseitigen, greifen diese Menschen lieber nach dem kurzfristigen

Genussmittel. Dies wird aber früher oder später dazu führen, dass sie sich noch schlechter fühlen, da sie sich nur ihren Gelüsten hingeben und sich nicht so verhalten, wie sie sich eigentlich verhalten möchten.

Sie sind also in einer Art **Teufelskreis** gefangen. Wenn Sie sich also wieder dabei erwischen, dass Sie etwas tun, was zwar Ihrer Gewohnheit entspricht, aber Sie eigentlich verändern möchten, hinterfragen Sie sich einmal selbst: Warum verhalten Sie sich so und wie möchten Sie tatsächlich auf diese Situation **reagieren**?

## 2. Handlung

Der zweite Schritt im neuronalen Kreislauf der Gewohnheit ist die eigentliche Handlung. Also was tun Sie, wenn ein gewisser Auslöser auftaucht? Er ist ein Spiegel dafür, wie Sie mit einer Situation umgehen. Bleiben wir beim Rauchen. Sobald Sie Ihren Auslöser verspüren, greifen Sie automatisch zur Zigarette. Das gibt Ihnen ein gutes Gefühl und Sie werden merklich **entspannter**.

Doch diese Entspannung weilt nur kurz und es wird nicht lange dauern, bis ein erneuter Auslöser kommt und sie erneut Ihrer Gewohnheit nachgehen. Sie bekämpfen also nicht die eigentliche Ursache, sondern lösen nur das **kurzfristige auftretende Gefühl.** Jede Handlung, die wir tun, ist unweigerlich die Reaktion auf einen Auslöser. Das allein macht aber noch keine Gewohnheit aus. Die Gewohnheit entsteht erst, wenn wir immer und immer wieder gleich auf eine gewisse Situation oder einen gewissen Auslöser reagieren. Warum wir immer wieder gleich auf eine Situation reagieren, liegt in Schritt 3 verborgen.

## 3. Belohnung

Nach jeder ausgeführten Handlung kommt unweigerlich die Belohnung, die in unserem Körper ausgeschüttet wird. Diese Belohnung bringt uns dazu, immer wieder auf die gleiche Weise auf einen Auslöser zu reagieren. Schließlich wissen wir nach dem ersten **Ausprobieren** wie wir uns danach **fühlen**. Wenn es ein gutes Gefühl in uns auslöst, werden wir uns diese Option merken und wieder darauf zurückgreifen. Wenn wir also zur Zigarette greifen, befriedigen wir damit unsere Bedürfnisse und werden danach auch noch mit einem guten Gefühl belohnt. Deshalb wiederholen wir diesen Vorgang ständig bis er sich zu einer festen Gewohnheit **etabliert** hat.

## 4. Routine

Damit kommen wir schlussendlich zum **letzten Punkt** des Kreislaufes: der Routine. Die Routine bzw. die Gewohnheit ist die letzte Konsequenz aus den vorherigen Stationen des Kreislaufs. Wir haben gelernt, wie wir auf welche Auslöser reagieren und wie sich diese Reaktion auf unser **Wohlbefinden** auswirkt. Wir verbinden also positive Emotionen mit unseren Handlungen. Dieses Zusammenspiel zwischen Auslöser, Handlung und Belohnung resultiert zwangsläufig in der Routine.

Diese Routinen bestimmen dann zu einem gewissen Teil unser Leben. Daher ist es wichtig, dass Sie sich Ihrer Gewohnheiten und Routinen bewusst werden und diese Schritt für Schritt ändern. Oft merken wir erst hinterher, dass wir uns schlechte Gewohnheiten angeeignet haben und fragen uns, woher diese eigentlich kommen und wie sie entstanden sind.

Das **Hinterfragen** ist der erste Schritt in Richtung Besserung. Denn es zeigt, dass Sie sich und Ihr Verhalten kritisch betrachten und dieses ändern möchten. Also lassen Sie uns zusammen den Schritt wagen und Sie zu einem neuen Menschen machen!

## Nutzen Sie das Werkzeug des Wissens für sich

Wissen ist **Macht**. Und auch hier kann Ihnen das Wissen über die Abläufe in Ihrem Gehirn helfen, um sich von schlechten Gewohnheiten zu lösen. Und zwar langfristig und mit **Erfolg**! Wichtig ist, dass Sie das System des neuronalen Ablaufs für sich zu nutzen wissen und **mit** dem System, nicht **gegen** das System arbeiten. Wenn Sie das System verstehen, kann es Ihnen als Mahnung und Lehre zugleich dienen.

Sie können sich gerne den Kreislauf des Gehirns selbst einmal **aufzeichnen**. Diese Zeichnung können Sie dann in Ihre Wohnung hängen und sich jedes Mal an Ihr Ziel, das Sie erreichen möchten, erinnern. Sie können sich also jedes Mal, wenn Sie daran vorbeigehen, fragen, ob Sie noch auf Kurs sind oder ob Sie wieder dabei sind Ihren alten Gewohnheiten zu verfallen. Solche kleinen **Gedankenstützen** in der Wohnung sind ein toller Trick, um sich mit sich selbst und den eigenen Zielen noch intensiver auseinanderzusetzen.

**Doch wie können wir unsere Gewohnheiten jetzt ändern?** Alles beginnt damit, dass wir uns einen **Plan** machen, was wir überhaupt ändern möchten. Was stört uns in unserem Leben, welche Gewohnheit wollen wir abschütteln? Dabei ist es wesentlich leichter, wenn man seine alten Gewohnheiten einfach durch neue Gewohnheiten ersetzt.

Da unsere Gewohnheiten sehr **hartnäckig** in unserem Unterbewusstsein verankert sind, ist es sehr schwer diese dort zu löschen. Man kann Gewohnheiten ein bisschen mit Fahrrad fahren vergleichen. Einmal gelernt, verlernt man es nicht mehr wieder.

Daher sollten wir uns darauf konzentrieren, die schlechten Gewohnheiten zu **überlagern**. Dabei kann es helfen, wenn Sie sich einen Plan erstellen, was Sie erreichen möchten und welche Ziele Sie haben. Nehmen Sie sich aber am Anfang nicht zu viel vor. Beginnen Sie zunächst mit einer Gewohnheit, mit der Sie sich auseinandersetzen. Wenn Sie sich am Anfang zu viel vornehmen und Ihr Leben komplett auf den Kopf stellen, ist die Wahrscheinlichkeit **sehr hoch**, dass Sie Ihre Motivation verlieren und wieder zu Ihren Gewohnheiten zurückkehren. Und das natürlich sehr viel frustrierter als zuvor.

Konzentrieren Sie sich auf ein **Ziel.** Lieber Sie ändern **Schritt für Schritt** Ihre Gewohnheiten und brauchen dafür etwas länger, als dass Sie alles auf einmal ändern möchten, aber letztendlich scheitern. Sehen Sie das Ändern von Ihren Gewohnheiten einfach als einen Prozess an, der Sie zu Ihrem **Wunschleben** führen wird.

Genießen Sie den Weg dahin und feiern Sie sich für kleine Erfolge. Es kann auch helfen, wenn Sie Ihre Ziele in kleine Schritte aufteilen. Es ist gut, wenn man ein großes Ziel hat, aber um dieses Ziel zu erreichen, sollte man es in kleine **Unterziele** aufteilen. Das erhöht die Wahrscheinlichkeit, dass man langfristig auch das große Ziel erreicht.

Achten Sie zudem darauf, dass Sie Ihre Ziele richtig **formulieren**. Die Formulierung sollte immer positiv sein. Wenn Sie beispielsweise früher aufstehen möchten, sagen Sie sich nicht: „Ich werde nicht mehr so lange schlafen“. Das hat einen negativen Beigeschmack, den Sie vermeiden möchten. Sagen Sie sich viel lieber: „Ich stehe jeden Morgen um 6 Uhr auf“. Das ist viel **positiver** und Sie haben zugleich ein festes Ziel vor Augen, das Sie messen können.

Ihre alten Gewohnheiten lassen sich am besten ablegen, wenn Sie mit einer neuen Gewohnheit überlagern. Wenn Sie zum Beispiel Ihre Gewohnheit morgens noch fünfmal auf den „Snooze“-Knopf zu drücken ablegen wollen, könnten Sie sich zum Beispiel vornehmen, stattdessen gleich früh morgens Sport zu treiben. Damit dies auch gelingt, sollten Sie sich schon **abends** bewusst mit Ihrem Vorhaben auseinandersetzen. Stellen Sie zum Beispiel direkt Ihre Turnschuhe neben das Bett oder suchen Ihre Sportkleidung raus. So stellen Sie schon die richtigen Weichen für den nächsten Morgen. Natürlich ist das der leichtere Part. Schwierig wird es am Morgen, wenn der Schweinehund wieder zuschlägt und wir in Versuchung geraten, in unser altes Muster zurückzufallen. Schließlich ist das Bett gerade morgens besonders gemütlich.

Doch Ihre alte Gewohnheit lange zu schlafen existiert nicht mehr. Sie haben jetzt eine neue Gewohnheit und DÜRFEN nun stattdessen Sport machen. Richtig, Sie **dürfen**! Verknüpfen Sie Ihre neue Gewohnheit mit einer positiven Einstellung. Niemand zwingt Sie etwas zu ändern. Das war Ihr **eigener Wunsch.**

Der Wunsch danach sich persönlich **weiterzuentwickeln** und zu wachsen. Darauf sollten Sie stolz sein! Spätestens wenn Sie Ihre neue Routine etabliert haben, sollten Sie stolz auf sich sein. Daran sollten Sie sich jedes Mal erinnern, wenn Ihr Schweinehund Sie wieder einmal anlächelt.

Übertragen wir noch einmal den neuronalen Kreislauf auf unser Beispiel. Die alte Gewohnheit ist das im Bett Liegenbleiben und

Weiterschlafen, die neue Gewohnheit ist der Sport. Auslöser beider Gewohnheiten ist der Wecker, der zu einer bestimmten Uhrzeit klingelt.

Doch reagieren wir mit unserer neuen Handlung nicht mehr wie gewohnt auf diesen Wecker. Statt weiterzuschlafen, wenn der Wecker klingelt, stehen wir nun direkt auf und machen Sport. Die Belohnung unserer alten Gewohnheit ist das Weiterschlafen und das vermeintlich wohlige Gefühl, das es uns vermittelt.

Die Belohnung der neuen Gewohnheit ist die **positive Energie,** die wir nach unserem Training haben und mit der wir in den neuen Tag starten. Durch die stetige Wiederholung der neuen Handlung und damit das Ersetzen der alten Gewohnheit entsteht daraus eine neue Routine.

## Zusammenfassung

Sie kennen nun die Theorie wie Gewohnheiten entstehen und wie Sie diese ändern können. Die Entstehung von Gewohnheiten durchläuft immer das gleiche Schema von Auslöser, Handlung, Belohnung und Routine. Um die neue Gewohnheit in Ihren Alltag integrieren zu können, müssen Sie die alte Gewohnheit mit der neuen Handlung überlagern und an denselben Auslöser koppeln. Durch die stete Wiederholung des Prozesses kann sich dann die neue Gewohnheit in Ihrem Unterbewusstsein festsetzen.

# Der Schlüssel zum Erfolg

Hier stelle ich Ihnen die einzelnen Schritte vor, die es braucht, um eine neue Gewohnheit in unserem Leben zu integrieren. Sie werden lernen, wie Sie ein Bewusstsein für Ihre Handlungen gewinnen und kleine Fallen erkennen und umgehen können. Ich zeige Ihnen weiter, wie lange es braucht, um sich eine neue Routine anzugewöhnen und was der entscheidende Punkt ist, um eine neue Gewohnheit mit dem Unterbewusstsein zu verbinden.

## Erkennen Sie die unsichtbaren Fäden, die Sie führen

Unsere gewohnten Handlungen werden immer durch etwas Bestimmtes ausgelöst. Diese Auslöser bringen uns dazu, das immer gleiche Verhaltensmuster abzuspielen. Einfach, weil es sich in vielen Situationen bewährt hat.

Jede Gewohnheit hat dabei seinen ganz eigenen Auslöser. Wenn der jeweilige **Auslösereiz** also in Erscheinung tritt, weiß unser Unterbewusstsein ganz genau, welche Handlung die richtige Reaktion darauf ist. Das passiert ganz automatisch, ohne dass wir darüber nachdenken.

Daher ist es wichtig, dass wir die verschiedenen Auslöser für unsere Gewohnheiten **kennen**. So können wir gezielt darauf reagieren und tappen nicht in die Falle dieses Auslösers. Stattdessen können wir andere bewusste Handlungen ausüben, sobald wir den spezifischen Auslösereiz erkennen. Auslöser können dabei ganz unterschiedliche Formen annehmen.

Die wichtigsten Auslöser sind:

- Emotionen
- Personen und Gesellschaften
- bestimmte Umgebungen
- gewisse Handlungen
- Tages- und Uhrzeiten

Natürlich sind auch Kombinationen von einzelnen Auslösern **möglich**. Wenn Sie zum Beispiel ein Gesellschaftsraucher sind, reicht es oft nicht aus, wenn Sie mit bestimmten Personen zusammen sind. Häufig ist auch die Tageszeit entscheidend. So greifen Sie wahrscheinlich eher zur Zigarette, wenn Sie abends gemeinsam im Restaurant essen oder ausgehen, anstatt morgens, wenn Sie sich zum gemeinsamen Frühstück treffen.

Um den Auslöser für Ihre Gewohnheit zu **identifizieren**, kann es in der ersten Zeit helfen, wenn Sie sich jedes Mal den Auslöser notieren, wenn Sie sich wieder bei der Ausübung der Gewohnheit erwischen oder wenn Sie merken, dass Sie jetzt wieder das Bedürfnis haben dieser Gewohnheit nachzugehen. Notieren Sie sich dabei alle Auslöser, die auf diese Situation zutreffen. Führen Sie diese Liste **ein bis zwei Wochen** und werten Sie sie danach aus.

**Können Sie erkennen**, was der Hauptauslöser war oder treten die Gewohnheiten nur in bestimmten Kombinationen auf? Führen Sie die Liste sehr gewissenhaft, denn Sie wird Ihnen eine große Hilfe bei der Veränderung Ihrer Routinen sein.

Wenn Sie die Auslöser kennen, können Sie dort **gezielt ansetzen** und es wird Ihnen leichter fallen, eine neue Gewohnheit zu etablieren, die auf diesen Auslösereiz reagiert. Wenn Sie nicht den richtigen Auslöser identifiziert haben, werden Sie früher oder später wieder automatisch in Ihre alte Gewohnheit zurückfallen. Schließlich läuft Ihr Gehirn in dieser Hinsicht auf **Autopilot**.

Es kann also gar nicht anders, als wieder die gewohnte Routine abzuspielen. Sollten Sie bemerken, dass Sie noch nicht den richtigen Auslöser gefunden haben, beobachten Sie sich weiter und graben Sie diesmal tiefer. **Notieren** Sie sich jedes noch so kleinste Detail. Besonders Emotionen haben einen großen Einfluss auf unsere Gewohnheiten. Versuchen Sie daher, so genau wie möglich zu sein, wenn Sie Ihre Gefühle bestimmen. Wenn Sie Ihren Auslöser identifiziert haben, haben Sie die Macht Ihr altes Verhalten zu **unterbrechen**. Sie wissen in welcher Situation Sie mit Ihrer Gewohnheit reagieren. Nun ist es wichtig, dass Sie mit diesem Auslöser eine neue Gewohnheit verknüpfen.

Bleiben wir bei dem Beispiel vom Sport am Morgen. Ihr bisheriger Auslöser, um morgens im Bett liegen zu bleiben, war vielleicht die Uhrzeit oder vielleicht auch **negative Emotionen,** die Sie mit dem Beginn des Tages in Verbindung gebracht haben. Anstatt wie gewohnt mit dem Weiterschlafen auf diesen Auslöser zu reagieren, stehen Sie jetzt auf und fangen an, Sport zu machen. Je öfter Sie dies wiederholen, desto mehr wird dieses Verhalten mit dem Auslöser verknüpft. So wird dieses Verhalten in Ihr Unterbewusstsein weitergeleitet. Kombiniert mit einem **Glücksgefühl** kann der Sport am Morgen die alte Gewohnheit ablösen. Nachdem sich diese neue Routine festgesetzt hat, werden Sie auf den Auslöser am Morgen mit Sport reagieren, anstatt mit Weiterschlafen.

Für den Anfang kann es hilfreich sein, wenn Sie bestimmte Situationen erst einmal vermeiden. Wenn Sie zum Beispiel ein Gesellschaftsraucher sind, ist es sinnvoll, wenn Sie in der nächsten Zeit nicht mehr abends ausgehen und sich damit der Versuchung entziehen.

Etablieren Sie zuerst eine neue Routine und festigen Sie diese, bevor Sie wieder ausgehen. Das kann helfen, um sich dem starken Zwang zu entziehen. Besonders **andere Personen** haben einen großen Einfluss auf unser Verhalten. Wir sollten uns daher zunächst einmal stärken und wappnen, bevor wir uns wieder mit dieser Situation konfrontieren.

Ebenso kann es Ihnen helfen, wenn Sie mit der Änderung Ihrer Gewohnheiten beginnen, wenn Sie sich nicht in Ihrem **alltäglichen Umfeld** befinden. Es fällt uns viel leichter schlechte Gewohnheiten abzulegen, wenn wir uns zum Bespiel im Urlaub befinden und so nicht noch zusätzlich mit unserem Alltag beschäftigt sind. So können wir uns viel besser auf unsere neue Gewohnheit konzentrieren und diese bewusst ausführen. Die Übernahme dieser neuen Gewohnheit in unseren Alltag fällt uns danach viel leichter, da wir mit dem Umgang mit dieser neuen Routine schon vertraut sind. Es kann also eine hilfreiche Unterstützung sein, wenn man außerhalb seines normalen Umfeldes beginnt, seine Gewohnheiten zu ändern und Gefahrenzonen meidet.

## Programmieren Sie sich auf Erfolg

Um langfristig Erfolg zu haben, ist natürlich Ausdauer, Disziplin und die nötige Motivation von essentieller Bedeutung. Wir können unsere Gewohnheiten leider nicht von heute auf morgen ändern. Schließlich sind unsere Gewohnheiten auch nicht von heute auf morgen entstanden. Wir haben Sie uns antrainiert und genauso müssen wir uns auch an unsere neue Routine gewöhnen.

Und genau hier scheitern viele Menschen. Sie sind nicht konsequent und geben schnell auf. Da unsere neue Routine noch nicht mit unserem Unterbewusstsein verknüpft ist, verbraucht sie zunächst einmal viel Energie. Erst, wenn wir über diese Phase hinaus sind, läuft auch unsere neue Gewohnheit automatisch ab. Ausdauer ist also das Stichwort!

Doch wie lange dauert es, bis eine neue Routine in den Alltag zu integriert ist? Für gewöhnlich brauchen wir 30–66 Tage, um eine neue Routine in unserem Unterbewusstsein zu verankern. Das hängt immer von der Komplexität der neuen Routine ab. Zu jeder Mahlzeit ein Stück Obst zu essen, ist weniger komplex als jeden Morgen Sport zu machen.

Dementsprechend brauchen wir für den Sport am Morgen mehr Zeit, um ihn mit unserem Unterbewusstsein zu verbinden. Aber wie kommen wir auf die Zahl 66? Tatsächlich haben Forscher untersucht, wie lange es dauert bis Menschen eine neue Handlung zu ihrer Gewohnheit gemacht haben. Die meisten Probanden hatten die neue Handlung schon nach etwa 30 Tagen in ihrem Unterbewusstsein abgespeichert. Im Durchschnitt aller Probanden, dauerte es 66 Tage, bis die Gewohnheit etabliert war.

Einige Menschen können sich demnach schneller an neue Routine gewöhnen und andere Menschen brauchen etwas länger. Wir orientieren uns an den 66 Tagen. Die Wahrscheinlichkeit, dass Sie sich in 66 konsequenten Tagen eine neue Gewohnheit aneignen können, ist also relativ hoch.

Doch auch hier können Sie immer individuell entscheiden. Wenn Sie nach 66 Tagen das Gefühl haben, dass Sie noch länger brauchen, ist das überhaupt kein Problem. Sie müssen dann einfach noch etwas länger die bewusste Handlung einsetzen bis Sie sie ganz automatisch machen und nicht mehr aus Ihrem Alltag wegdenken können.

Ich würde Ihnen jedoch nicht empfehlen, die 66 Tage abzukürzen. Auch wenn einige Probanden Ihre Routine schon nach 30 Tagen verinnerlicht haben, sollten Sie auf Nummer sicher gehen und die vollen 66 Tage durchziehen. Denn es wäre schade, wenn Sie nach 30 Tagen noch nicht so weit sind und schon bald Ihre Routine wieder aufgeben. Dann müssten Sie noch einmal von vorne beginnen und das wollen wir natürlich vermeiden.

Wie bereits erwähnt, sollten Sie sich zunächst auf eine Gewohnheit konzentrieren. Versuchen Sie nicht, all Ihre Gewohnheiten auf einmal zu ändern. Sie werden viel eher Erfolg haben, wenn Sie sich auf eine Sache konzentrieren. Ändern Sie Ihre Gewohnheiten Schritt für Schritt, auch wenn es Ihnen vielleicht langwierig vorkommt.

Am Anfang sind Sie noch hochmotiviert und wollen Ihr ganzes Leben umkrempeln. Doch die Motivation wird nachlassen und der Alltag wird zuschlagen. Lassen Sie sich also Zeit. Kommen Sie lieber später an Ihr Ziel, als es überhaupt nicht zu erreichen.

Erfolgreiche Menschen denken langfristig. Und das sollten Sie auch tun, wenn Sie erfolgreich sein möchten. Langfristigkeit ist sehr wichtig, wenn es um Gewohnheiten geht. Konzentrieren Sie sich also auf die Gewohnheiten, die Sie langfristig glücklich machen. Blenden Sie Ihre alten Gewohnheiten aus, die Ihnen nur kurzfristige Glücksgefühle bescheren und Ihnen womöglich langfristig schaden können.

Schlechte Gewohnheiten haben noch einen weiteren negativen Effekt. Sie führen Ihnen vor Augen , dass Sie keine Kontrolle über Ihr Leben haben. Gewinnen Sie also die Kontrolle über Ihr Leben zurück und denken Sie langfristig! Visualisierungen können Ihnen dabei sehr helfen.

Visualisieren Sie Ihre neue Routine so oft es geht. Schließen Sie dabei Ihre Augen und stellen Sie sich vor, wie Sie Ihrer neuen Routine nachgehen. Was machen Sie? Wo sind Sie? Stellen Sie sich die Situation so detailreich wie möglich vor und stellen Sie eine emotionale Verbindung zu Ihrer Vision her.

Verknüpfen Sie Ihre Emotionen mit Ihrer Vision. Dadurch wird sie in Ihrem Unterbewusstsein gefestigt. Ihr Gehirn kann nicht von Vision und Realität unterscheiden. Damit ist die Visualisierung ein tolles Hilfsmittel, um Ihre Routine in Ihrem Unterbewusstsein zu verankern und die Routine so leichter in Ihren Alltag integrieren zu können.

Sie verknüpfen dabei Theorie und Praxis. Einmal stellen Sie sich nur vor, wie Sie Ihrer neuen Gewohnheit nachgehen und das andere Mal führen Sie diese praktisch aus. Wenn Sie regelmäßig Ihre Gewohnheit visualisieren, werden Sie schneller an Ihr Ziel kommen und diese Gewohnheit langfristig in Ihrem Alltag etablieren.

Um auch langfristig motiviert zu sein, kann es helfen, wenn Sie anderen von Ihrem Vorhaben erzählen. So bauen Sie sozialen Druck auf und Sie werden weniger geneigt sein, aufzugeben. Erzählen Sie also Freunden und Bekannten von Ihrem Ziel oder veröffentlichen Sie es in den sozialen Medien.

Je mehr Menschen von Ihrem Ziel wissen, desto höher wird der Druck und desto wahrscheinlicher ist es, dass Sie Erfolg haben. Gerne können Sie daraus auch eine Gruppen-Challenge machen und andere motivieren, ebenfalls ihre Gewohnheiten zu ändern. So können Sie sich gegenseitig helfen und motivieren, wenn einem mal die Puste ausgeht.

Ihre neue Gewohnheit sollten Sie natürlich jeden Tag ausüben. Jeden Tag, immer verbunden mit dem dazugehörigen Auslöser. Deswegen ist es auch so wichtig, dass Sie zu Beginn mit kleinen Zielen anfangen. Wenn Sie Sport am Morgen in Ihren Alltag integrieren möchten, ist es besser, wenn Sie jeden Morgen erst einmal nur 10–15 Minuten Sport machen anstatt eine ganze Stunde.

10–15 Minuten klingen machbar und sind leicht in den Alltag zu integrieren, wohingegen eine Stunde schon eine große Herausforderung in einem vollgepackten Kalender darstellt. Auch, wenn eine Stunde Sport am Morgen Ihr langfristiges Ziel ist, sollten Sie mit kürzeren Einheiten beginnen.

So stellen Sie sicher, dass Sie auch wirklich jeden Tag Sport machen und nicht so leicht aufgeben. Wenn die 10 Minuten am Morgen zu Ihrer Routine geworden sind, können Sie die Dauer langsam steigern bis Sie bei Ihrem gewünschten Ziel angekommen sind.

Doch was ist, wenn Sie einmal keine Zeit haben oder Ihre neue Gewohnheit schlichtweg einmal vergessen haben? Natürlich ist es **nicht schlimm,** wenn Sie einmal aussetzen. Doch sollte das nicht zur Regel werden. Zum einen werden Sie Ihre Motivation irgendwann **verlieren**, wenn dies zu häufig passiert und zum anderen braucht es natürlich viel länger bis sich die neue Gewohnheit in Ihrem Unterbewusstsein festgesetzt hat. Tun Sie sich also selbst den Gefallen und verfolgen Sie Ihre Routine **so konsequent wie möglich.**

## Gewinnen Sie die Macht über Ihre Handlungen

Da unsere Gewohnheiten von unserem Unterbewusstsein **gelenkt** werden, ist es bei der Etablierung unserer neuen Gewohnheiten besonders wichtig, dass wir sie **bewusst** ausführen. Wir dürfen uns also nicht mehr von unserem Unterbewusstsein leiten lassen, sondern müssen unsere neuen Handlungen aktiv und bewusst vollziehen. Dafür müssen wir **Energie investieren**, damit sich die neuen Handlungsmuster in unserem Unterbewusstsein festsetzen können.

Anstatt also bequem unserem Autopiloten zu folgen, müssen wir selbst das Steuer in die Hand nehmen und **Verantwortung** für unsere Handlungen übernehmen. Achtsamkeit spielt dabei eine große Rolle. Wir müssen unseren Alltag bewusst wahrnehmen und ihn bewusst leben. Vergegenwärtigen Sie sich Ihre Auslöser und reagieren Sie bewusst mit einer neuen Handlung darauf.

Nur wenn wir achtsam und bewusst leben, können wir eine neue Gewohnheit annehmen. Da diese bewussten Handlungen Energie kosten, brauchen wir genügend **Ausdauer** und **Willenskraft**, um die neue Gewohnheit zu festigen. Die Willenskraft funktioniert dabei wie ein Muskel, den wir trainieren müssen. Nur mit bewusstem Training können wir diesen Muskel stärken und unser gesetztes Ziel erreichen.

Die Willenskraft ist bei den meisten Menschen **morgens** am stärksten. Versuchen Sie also Ihre neuen Gewohnheiten nach Möglichkeit in Ihren Morgen zu integrieren. Zu dieser Zeit ist unsere Willenskraft noch nicht vom Alltag erschöpft und wir können besser bewusste Entscheidungen treffen. Abends nach einem langen Tag fällt uns das wesentlich schwerer.

Wenn Sie also Sport in Ihren Morgen integrieren möchten, sagen Sie sich ganz bewusst: „Ich mache jetzt Sport". Nehmen Sie wahr, was Sie tun und wie Sie es tun. Genießen Sie es richtig. Genießen Sie, dass Sie etwas für sich tun und genießen Sie die Zeit, die Sie sich dadurch selbst schenken.

**Meditationen** und **Visualisierungen** können Ihnen ebenfalls helfen, Ihre neue Routine bewusster und achtsamer auszuführen. Dadurch lernen Sie im Moment zu leben und sich bewusst auf eine Sache einzulassen.

Damit wir eine **tiefe Verbindung** zu unserem neuen Verhalten herstellen können, ist es wichtig, dass wir einen Sinn in unserer Veränderung sehen. Es genügt nicht, dass wir uns nur für andere verändern und nur für andere unsere alten Gewohnheiten ablegen möchten. Wir müssen es selbst wollen.

Wir müssen einen **Grund** haben, unsere Gewohnheiten zu ändern. Sonst werden wir früher oder später scheitern. Wenn wir keinen Sinn dahinter sehen und unsere Motivation nachlässt, werden wir uns fragen, warum mache ich das hier eigentlich und dann bald aufgeben. Fragen Sie sich daher unbedingt, warum Sie sich ändern möchten.

Sie müssen einen Grund für sich selbst finden und nicht für andere. Wenn Sie Ihren Sinn gefunden haben, behalten Sie ihn immer im Hinterkopf und erinnern sich daran, wenn Sie einmal zweifeln. Durch die **Sinnhaftigkeit** Ihres Ziels knüpfen sie noch einmal eine positive emotionale Verbindung. Eine weitere gute Voraussetzung also, dass Sie Ihr Ziel erreichen werden.

Wenn Sie nun beginnen, Ihre **Routinen zu ändern** und durch neue zu ersetzen, müssen Sie sich strikt sagen, dass die alte Gewohnheit nicht mehr in Ihrem Leben existiert. Sie müssen sie komplett eliminieren. Es gibt sie in Ihrem Alltag einfach nicht mehr, also können Sie sie auch nicht mehr ausführen und ihr nachgeben.

Sie **tricksen dabei in gewisser Weise Ihr Gehirn aus**. Wichtig ist, dass Sie wirklich nicht mehr an die alte Gewohnheit denken. Viele machen den Fehler, dass Sie sich immer wieder sagen, dass Sie etwas Bestimmtes nicht mehr machen, wie zum Beispiel: „Ich rauche nicht mehr“.

Doch damit existiert Ihre alte Gewohnheit noch in Ihren **Gedanken**. Es ist für Ihr Gehirn nicht möglich etwas „nicht“ zu denken. Wenn ich Ihnen sage, dass Sie nicht an ein gelbes Auto denken sollen, taucht in Ihrem Kopf sofort ein Bild von einem gelben Auto auf. Wenn Sie sich also vornehmen, etwas nicht zu tun, werden Sie es **automatisch** wieder machen, da es in Ihrem Kopf noch präsent ist.

Daher scheitern auch viele Änderungsversuche die mit: „Ich werde nie wieder...!“ beginnen. Diese **Nie-Wieder** Formulierungen sind besonders beliebt, wenn es um die Neujahrsvorsätze geht, die bekanntlich selten bis zum Februar halten.

Wollen Sie dieses Jahr Ihre **Neujahrsvorsätze** endlich für den Rest Ihres Lebens etablieren? Dann setzen Sie sich bewusst mit Ihren alten und neuen Gewohnheiten auseinander. Ansonsten können Sie schnell wieder Ihrer alten Gewohnheit verfallen ohne es genau zu bemerken. Seien Sie sich also jeder Handlung bewusst, die Sie ausführen und genießen Sie jeden Augenblick, den Sie mit Ihrer neuen Handlung verbringen.

## So festigen Sie automatisch Ihre neuen Veränderungen

Sie haben bereits gelernt, die richtigen Auslöser für Ihre Gewohnheit zu erkennen und diese mit einer neuen Handlung zu verknüpfen. Sie wissen, dass es von Bedeutung ist viel Ausdauer zu haben und Ihre neue Gewohnheit bewusst auszuführen. Doch das allein reicht noch nicht, um die Gewohnheit im Unterbewusstsein zu verankern. Hierfür fehlt noch ein entscheidender Punkt und das ist die Belohnung. Ohne das Gefühl der Belohnung ist keine Verinnerlichung der neuen Gewohnheit möglich. Doch warum ist das so?

Wir streben bei allem was wir tun nach einem positiven Gefühl. Das gibt uns Bestätigung, dass wir das Richtige tun. Auch unsere schlechten Gewohnheiten geben uns ein gutes Gefühl. Häufig ist dies aber nur von kurzer Dauer. Daher ist es wichtig, dass uns unser neues Verhalten langfristig ein positives Gefühl gibt. So sind wir zwar morgens erst einmal glücklich, wenn wir noch ein bisschen weiterschlafen können, aber langfristig werden wir immer unzufriedener mit uns, weil wir uns eigentlich anders verhalten möchten.

In dem Moment ist das jedoch irrelevant. Unser Unterbewusstsein weiß, dass wir uns gut fühlen werden, wenn wir weiterschlafen, also rufen wir diesen Automatismus einfach ab. Sie müssen deshalb mit Ihrer neuen Gewohnheit ein ebenso positives Gefühl verbinden und sich dadurch belohnen. Während dieser Belohnungsphase wird der Botenstoff Dopamin freigesetzt, der uns in Hochstimmung versetzt. Das lässt sich gut bei der Ausübung von Sport feststellen.

Egal, wie anstrengend das Training war – Sie werden sich danach großartig fühlen. Dafür ist das Dopamin verantwortlich. Wir werden also direkt für unsere Anstrengung belohnt. Durch die Stimulation des Belohnungszentrums findet eine positive Konditionierung statt. Um den körpereigenen Effekt zu verstärken, können Sie sich noch zusätzlich belohnen. Sie können sich zum Beispiel immer nach geschafften 10 Tagen extra belohnen. Natürlich sollte diese Belohnung nichts mit Ihrer alten Gewohnheit zu tun haben. Gönnen Sie sich zum Beispiel eine Massage oder kaufen Sie sich etwas Kleines, dass Sie sich schon länger wünschen. Nach und nach sollten Sie den Abstand dieser Extra-Belohnung immer weiter vergrößern, damit diese selbst nicht zur Gewohnheit wird. Sie sollte nur ein kleiner Motivationsschub sein bis die neue Gewohnheit zum Normalzustand geworden ist.

Damit schließt sich der Kreis des neuronalen Ablaufs immer mehr. Sie haben einen Auslöser, auf den Sie mit einer Handlung reagieren woraufhin Sie mit einem positiven Gefühl belohnt werden. So kann die neue Gewohnheit immer tiefer in Ihr Unterbewusstsein sinken. Wie wir nun wissen, haben wir Menschen ein Bedürfnis uns gut zu fühlen. Durch die Ausschüttung von Dopamin nach der Ausführung unserer neuen Gewohnheit werden wir langfristig gesehen süchtig nach dieser Gewohnheit.

Schließlich weiß unser Körper irgendwann, dass dieses Verhalten ein positives Gefühl in uns auslöst und das wollen wir immer wieder erleben. Das war bei unserer alten Gewohnheit genauso, weshalb sie erst zu einer Gewohnheit werden konnte. Daher sollten wir mit unserer neuen Gewohnheit ein noch viel größeres Glücksempfinden verbinden.

Es ist wichtig, dass wir diese mit starken positiven Emotionen verknüpfen und somit eine tiefe Verbindung zu ihr herstellen können. Wir müssen süchtig nach dieser Gewohnheit werden und zu dem Gefühl, das sie in uns auslöst.

Neben der bewussten Ausführung Ihrer neuen Gewohnheit sollten Sie gegenüber Ihrer alten Gewohnheit eine tiefe Abneigung gewinnen. Ihre alte Gewohnheit sollte Ihnen regelrecht körperliche Schmerzen bereiten, wenn Sie nur daran denken und besonders, wenn Sie sie ausführen.

Wir Menschen neigen generell zur Schmerzvermeidung. Wenn Sie also körperliche Schmerzen mit Ihrer alten Gewohnheit verbinden, wird Ihr Gehirn ganz automatisch versuchen, diese Situation zu vermeiden. Setzen Sie sich als bewusst mit Ihrer alten Gewohnheit auseinander und finden Sie Gründe, die Sie dazu veranlassen, Schmerzen dabei zu empfinden.

Was ist so schlecht an Ihrer alten Gewohnheit? Wohin führt sie Sie langfristig? Warum hindert Sie die alte Gewohnheit daran ein großartiger Mensch zu sein? Macht die Gewohnheit Sie vielleicht sogar krank? Suchen Sie aktiv nach negativen Aspekten Ihrer Gewohnheit und verknüpfen Sie diese mit vielen negativen Emotionen.

Dadurch baut sich ein starker innerer Druck in Ihnen auf. Dieser Druck sollte so hoch werden, dass Sie daraus ausbrechen möchten, weil Sie sich so schlecht fühlen. Wenn Sie diesen Punkt erreichen, lassen Sie den Druck frei und schieben die alte Gewohnheit von sich.

Füllen Sie sich stattdessen mit der Positivität Ihrer neuen Gewohnheit und spüren Sie die Kraft, die in Ihnen freigesetzt wird. Wann immer Sie in Versuchung sind Ihrer alten Gewohnheit wieder nachzugeben, führen Sie sich bewusst die negativen Aspekte dieser Gewohnheit wieder vor Augen und natürlich auch den dazugehörigen erzeugten körperlichen Schmerz. Das wird Sie daran hindern, Ihre alten Gewohnheiten wie bisher auszuleben.

## Zusammenfassung

Sie wissen nun wie Sie die Auslöser Ihrer Gewohnheiten identifizieren können und wie Sie diese mit einer neuen Handlung verknüpfen. Führen Sie die neu verknüpfte Handlung für **mindestens** 66 Tage bewusst aus und beweisen Sie Disziplin. Finden Sie einen Sinn in dem, was Sie tun, um sich langfristig motivieren zu können. Und das Wichtigste: Genießen Sie die Belohnungen Ihres Körpers durch das freigesetzte Dopamin und schaffen Sie so eine **tiefe Verbindung** zu Ihrer neuen Gewohnheit.

# Ihr Weg zu einem neuen Leben

Entwickeln Sie Ihre eigene Routine zu Ihrem neuen Leben. Sie werden lernen, sich einen genauen Plan zu erstellen und wie Sie mit wenigen Handgriffen in einen neuen Alltag starten. Eine Extra-Portion Motivation speziell für Sie!

## So gut wie Gold: Ihre Routine zu Ihrem Neuen Ich

Im letzten Schritt müssen Sie die einzelnen Puzzleteile noch zu einem **großen Bild** zusammenfügen. Sie wissen, welche Maßnahmen und Techniken notwendig sind, um eine neue Routine in Ihren Alltag zu integrieren und damit eine schlechte Gewohnheit abzulegen. Wenn Sie die einzelnen Schritte befolgen, wird sich langfristig eine neue Gewohnheit in Ihrem Unterbewusstsein festsetzen – ganz automatisch.

Ein **genauer Plan** kann Ihnen bei der Umsetzung helfen. So sind Sie sich jederzeit über den Ablauf bewusst und können gezielt einige Dinge optimieren, wenn sie nicht ganz rund laufen. Ein guter Plan sollte dabei alle in diesem Buch beschrieben Schritte umfassen.

So können Sie bei der Planerstellung **Schritt für Schritt** alle Punkte abarbeiten und Ihre Motivation, Ziele und Gedanken dazu formulieren. Hängen Sie sich diesen Plan in die Wohnung. So werden Sie stets daran erinnert und die neue Gewohnheit nimmt einen präsenten Platz in Ihrem Alltag ein.

Ich habe für Sie einen **Beispiel-Plan** mit verschiedenen **Stichpunkten** und **Fragen** erstellt, damit Sie sich ein Bild davon machen können, wie so ein Plan aussehen kann und wie Sie ihn gestalten können. Wir bleiben der Einfachheit halber bei unserem Beispiel vom Sport am Morgen. Natürlich haben Sie bei der Erstellung Ihres eigenen Plans **Gestaltungsspielraum** und können ihn an Ihre eigenen Bedürfnisse anpassen. Er soll lediglich eine **Hilfestellung** sein.

---

## Felsenfester Plan - Gewohnheiten ändern effektiv

- **Was** möchte ich ändern?

*Ich mache jeden Morgen direkt nach dem Aufwachen Sport.*

- **Warum** möchte ich es ändern?

*Ich möchte jeden Morgen fit und motiviert in den Tag starten. Ich möchte mich gut fühlen, stärker werden und ein gesünderes Leben führen.*

- Was sind meine **Auslöser**?

*Mein Wecker, der jeden Morgen um sechs Uhr klingelt.*

- **Wie reagiere ich** auf diese Auslöser?

*Ich stehe direkt auf, ziehe meine Sportsachen an und werde für mindestens 10 Minuten Sport machen.*

- Was ist meine **Motivation**?

*Ich werde ein gesünderes Leben führen und die Kontrolle über mein Leben zurückgewinnen. Mit jedem Tag werde ich mich besser fühlen.*

- Wie sorge ich für ein **höheres Bewusstsein meiner Handlungen**?

*Ich werde mein Ziel täglich visualisieren. Ich werde meine neue Gewohnheit bewusst ausführen und mich in dem Moment voll und ganz darauf konzentrieren. Jeden Tag entscheide ich mich bewusst für mein neues Verhalten. Ich werde jeden Augenblick davon bewusst genießen.*

- Was ist meine **Belohnung**?

*Ich werde mich fit und motiviert fühlen und mit Freude in den weiteren Tag starten.*

*Als Extra Belohnung werde ich mir nach 10, 25, 45 und 70 Tagen bewusst etwas Gutes tun, wie zum Beispiel eine Massage.*

- **Wie lange** werde ich diese neue Gewohnheit **bewusst ausführen**?

*Ich werde die neue Gewohnheit mindestens 66 Tage bewusst ausführen.*

---

Sie können in Ihrem **persönlichen** Plan noch viel ausführlicher werden und positive Verknüpfungen zu Ihrem Alltag herstellen. Gestalten Sie den Plan nach Ihren Wünschen. Jedes Mal, wenn Sie ihn sich durchlesen, sollte er ein positives Gefühl in Ihnen wecken und Sie weiter motivieren am Ball zu bleiben.

Der Plan sollte Ihre neue Realität widerspiegeln. So müssen Sie ihn nur abarbeiten ohne groß darüber nachzudenken. Stattdessen können Sie sich auf den Moment konzentrieren und Ihr neues Ich ausleben.

Ein letztes Geheimnis habe ich noch für Sie: Einige Gewohnheiten sind sogenannte Schlüsselgewohnheiten. Sie haben die Eigenschaft weitere schlechte Gewohnheiten automatisch für Sie zu ändern, ohne dass Sie sich dafür noch einmal extra bemühen müssen.

Eine dieser **Schlüsselgewohnheiten** ist zum Beispiel Sport. Viele Menschen, die Sport zu ihrer neuen täglichen Routine hinzufügen, ernähren sich automatisch viel gesünder als zuvor. Je mehr Sport wir machen, desto weniger Lust haben wir auf ungesundes Essen. Unserem Körper gelüstet es nach etwas Gesundem. Ganz nebenbei trinken wir auch weniger Alkohol oder rauchen weniger Zigaretten und nehmen mehr Flüssigkeit zu uns.

Es kann also von **Vorteil** sein, solche **Schlüsselgewohnheiten** in unseren Alltag zu integrieren. Dadurch können wir mehrere Fliegen mit einer Klappe schlagen!

Versuchen Sie also herauszufinden, was Ihre ganz persönlichen Schlüsselgewohnheiten sind. Schlüsselgewohnheiten sind alles, was einen großen Effekt auf unseren Alltag hat und unseren Alltag zum Positiven wenden kann. Das können auch schon banale Dinge wie Meditieren, ein positives **Mindset** oder das regelmäßige Lesen von Büchern sein.

Schließlich wird auch dieses Buch einen weitreichenden Effekt auf Ihr Leben haben, wenn Sie das Gelernte in Ihrem Alltag anwenden. Finden Sie heraus, was Ihnen guttut und was Sie glücklich macht.

Und dann setzen Sie es an die Stelle von Dingen, die Sie unglücklich machen. **Denn**: Das Leben ist zu kurz für schlechte Gewohnheiten. Also übernehmen Sie das Steuer und setzen Ihren Kurs auf Erfolg!

# Ausblick: Starten Sie noch heute!

Sie haben nun das ganze Wissen, das es braucht, damit Sie Ihre alten Gewohnheiten ablegen und diese mit Ihrer neuen Routine überlagern können. Und da Wissen Macht ist, bin ich fest davon überzeugt, dass Sie von nun an selbst die Kontrolle über Ihr Leben haben werden und sich nicht mehr von Ihren schlechten Gewohnheiten durch den Alltag **navigieren** lassen.

Sie wissen jetzt schließlich, wie Sie Ihre neue Handlungen bewusst ausführen und dafür auch belohnt werden. Zögern Sie also nicht und starten Sie noch heute in Richtung: **Neues Leben!** Nutzen Sie die **Energie,** die Ihnen dieses Buch gibt und fangen Sie jetzt direkt an. Sie sollten jede Energie und Motivation mitnehmen, die Ihnen geschenkt wird. Beziehungsweise, die Sie sich selbst geschenkt haben, indem Sie sich etwas Gutes getan und dieses Buch gelesen haben. Werden Sie sich über Ihre Auslöser bewusst und machen Sie sich einen genauen Plan, welche Gewohnheiten Sie aus Ihrem Leben verbannen und welche neuen Gewohnheiten Sie in Ihr Leben integrieren wollen. Ersetzen Sie sie mit neuen positiven Handlungen und profitieren Sie von der Energie, die diese in Ihnen freisetzen.

Gewohnheiten zu ändern ist kein Zuckerschlecken und unser innerer Schweinehund kann sehr hartnäckig sein. Doch mit dem **Werkzeug**, dass ich Ihnen an die Hand gegeben habe, können Sie Ihren **Schweinehund besiegen**. Seien Sie stark und ausdauernd und lassen Sie sich von vermeintlichen Rückschlägen nicht unterkriegen.

Stolpern und Hinfallen ist **keine** Schande. **Niemand ist perfekt** und alle fallen hin und wieder mal auf die Nase. Nicht wieder aufzustehen oder noch schlimmer, es gar nicht erst zu versuchen, wäre viel fataler. Haben Sie also Spaß bei der Sache und belohnen Sie sich selbst für kleine Erfolge. Lassen Sie andere Menschen von Ihrem Vorhaben teilhaben und motivieren Sie sich gegenseitig.

Wenn Sie es am Ende geschafft haben, Ihre alte Gewohnheit gegen eine neue Gewohnheit einzutauschen, werden Sie sich unbesiegbar fühlen. Und das wird Ihnen Kraft geben, weitere Dinge in Ihrem Leben zu ändern. Sie wissen nun, dass Sie mit reiner Willenskraft und der richtigen Technik alles schaffen können.

Genießen Sie den Weg zu Ihrem Erfolg und nehmen Sie ihn bewusst wahr. Machen Sie sich zum Beispiel eine Strichliste, wie viele Tage Sie schon geschafft und durchgehalten haben. Je länger diese Strichliste wird, desto stolzer werden Sie auf sich sein. Und desto weniger werden Sie in Versuchung kommen wieder aufzugeben. Schließlich haben Sie ein klares Bild vor Augen, wie weit Sie es schon geschafft haben.

Ich bin überzeugt davon, dass Sie es schaffen werden, Ihre alten Gewohnheiten abzulegen. Sie sind motiviert und möchten sich persönlich weiterentwickeln. Das unterscheidet Sie schon in vielerlei Hinsicht von anderen Menschen. Sie möchten sich aktiv verändern und das ist nicht selbstverständlich. Halten Sie an dieser Einstellung fest und ich verspreche Ihnen, dass Ihr Weg von Erfolg gekrönt sein wird!

Matthias Brandt

# ZEITMANAGEMENT
## Exzellente Organisation

Wie Sie mit klugen Mindset-Strategien Stress überwinden, besser lernen, Ihren Schlaf optimieren und nachweislich Ihre Effektivität & Motivation steigern

*„Endlich bin ich Herr über meine Zeit. Danke!“*

– Amazon Kunde

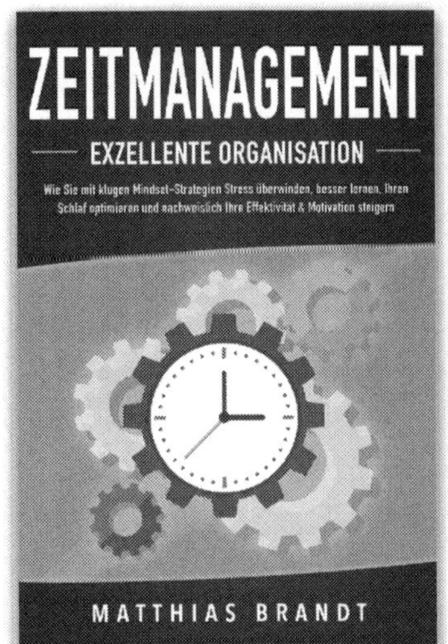


**Nie mehr kostbare Zeit verlieren – wie Sie Ihre Produktivität steigern und mehr wertvolle Zeit für Ihre Liebsten und Ihr Hobby gewinnen.**

**Zeit ist unser kostbarstes Gut, das wir haben.** Effizientes Zeitmanagement ist der beste Weg zu einem erfüllenden Alltag. Matthias Brandt teilt mit Ihnen in seinem neuesten Buch wertvolles Praxis-Wissen zur **Optimierung & Perfektion** Ihrer Zeitplanung. Verlieren Sie keine Zeit mehr und profitieren Sie **noch heute** von den Vorzügen eines optimierten Zeitmanagements!

**ISBN:** 978-1672416993

Matthias Brandt

## Mehr Bücher für Ihren persönlichen Erfolg!

---

# SELBSTDISZIPLIN
# Mehr Erfolg, weniger Stress

Wie Sie mit der richtigen Motivation Ihr Mindset trainieren, mehr Geld verdienen und endlich den Erfolg haben, den Sie sich schon immer gewünscht haben

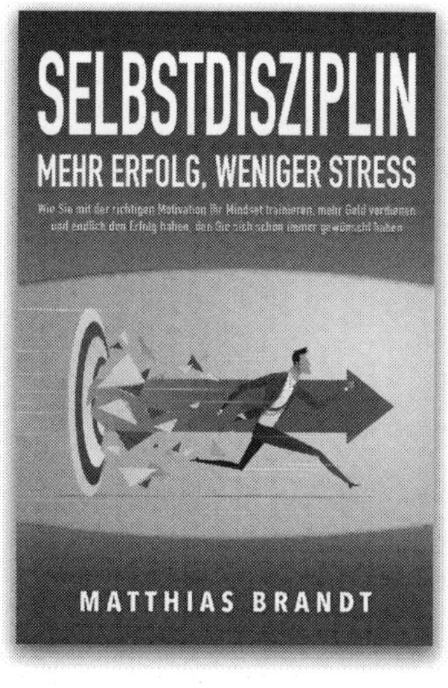


*„Dieses Buch ist wie ein privater Coach, nur nicht für den Preis eines Coaches, jedoch mit der gleichen Qualität.“*

– Amazon Kunde

**Wie Sie Selbstdisziplin entwickeln und aus alten Gewohnheiten ausbrechen, die Sie bisher Ihren Erfolg gekostet haben.**

In diesem Buch erfahren Sie, wie Sie spielerisch & Schritt für Schritt eiserne Selbstdisziplin entwickeln. Dies ist Ihr **essenzieller Leitfaden**, um Ihr Gehirn auf maximalen Erfolg zu programmieren und Ihre Ziele wie ein Magnet anzuziehen. Nach der Lektüre dieses Buchs werden Sie **Pläne, Ziele und Ideen umsetzen wie ein Uhrwerk** und Ihre lang ersehnten Träume endlich Wirklichkeit werden lassen.

**ISBN:** 978-1707605682

Matthias Brandt

# EMOTIONALE INTELLIGENZ
## Gefühle verstehen

Wie Sie mit Hilfe effektiver Methoden Gelassenheit lernen, Stress bewältigen, Menschen lesen und Schritt für Schritt Ihre Beziehung verbessern

*„Öffnet einem die Augen, Dinge anders zu betrachten und zu handeln."*

– Amazon Kundin

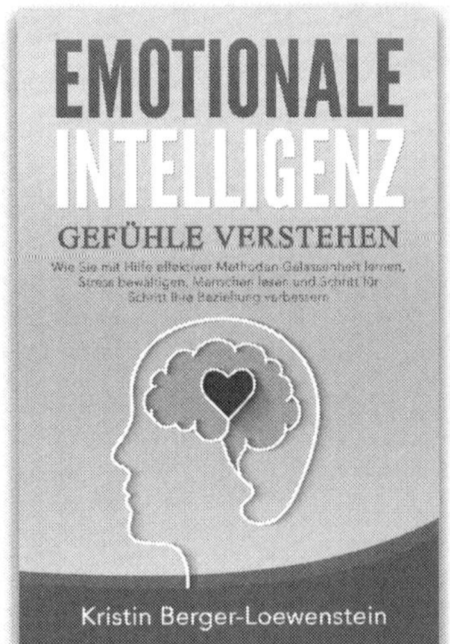


**Wer heutzutage erfolgreich sein will, muss seine Emotionen verstehen und die Macht der emotionalen Intelligenz für sich beherrschen!**

Dieser Ratgeber behandelt alles rund um das Thema Emotionale Intelligenz und zeigt Ihnen **unvorhergesehene Möglichkeiten** auf, wie Sie Ihre Gefühle und Gedanken miteinander in Einklang bringen und durch effektivere Kommunikation ungeahnte Lösungen für Ihren persönlichen Erfolg im Umgang mit anderen Menschen entdecken.

**ISBN:** 978-1698562346

Kristin Berger-Loewenstein

## ... und von Julius Loewenstein.

# RHETORIK | SMALLTALK | SCHLAG-FERTIGKEIT | SELBSTBEWUSSTSEIN

### Das Große 4 in 1 Buch!

Wie Sie die Kunst der Kommunikation, der Körpersprache und selbstbewusstes Auftreten erfolgreich meistern

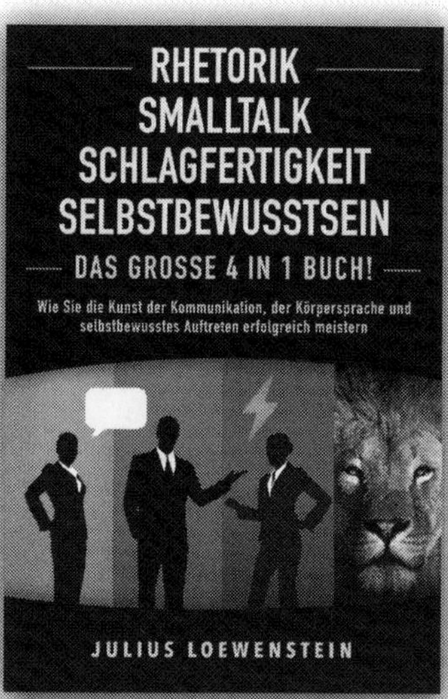


*„Standardwerk für erfolgreiche Kommunikation - das wohl mächtigste Buch zum Thema."*

– Amazon Kunde

**Das Große 4 in 1 Buch vom Bestseller-Autor Julius Loewenstein!**

Dieser Klassiker umfasst die vier Dauer-Bestseller von Julius Loewenstein. In diesem Buch werden essenzielle Erfolgsstrategien gebündelt und **ungekürzt** in vollem Umfang wiedergegeben. Damit Sie das ganze Paket der Persönlichkeitsentwicklung für Ihren Erfolg aus einer Quelle beziehen und dabei kostengünstig auf wertvolles Praxis-Wissen zugreifen!

**ISBN:** 978-1073655007

Julius Loewenstein

Printed in Poland
by Amazon Fulfillment
Poland Sp. z o.o., Wrocław

53831107R00027